I0071025

8 T 5

157

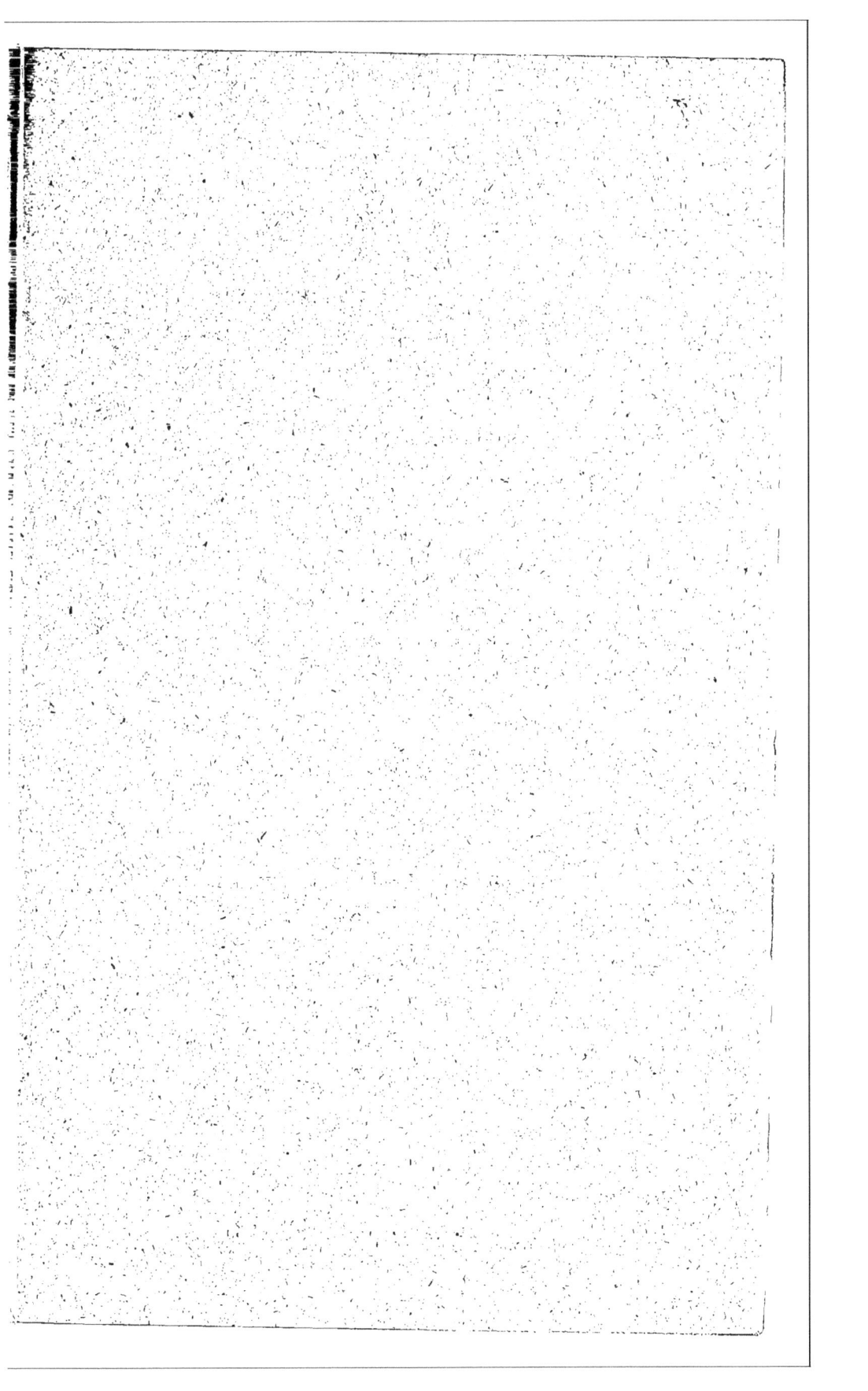

T⁵. 157.

DOCTRINE
DES ÉLÉMENTS,

BASÉE SUR

LES EXIGENCES DE LA PRATIQUE,

PAR

M. FORGET,

PROFESSEUR A LA FACULTÉ DE MÉDECINE DE STRASBOURG.

« Au lieu d'abstraire la nature il vaut mieux la disséquer.»
BACON (*nov. organ.*, aph. 51).

(Extrait de la *Gazette médicale de Strasbourg* du 20 décembre 1851.)

BIBLIOTHÈQUE NATIONALE
R. F.
IMPR.

STRASBOURG,

IMPRIMERIE DE G. SILBERMANN, PLACE SAINT-THOMAS, 5.

1852.

vasion dans l'art, pour en interpréter, diriger et enregistrer les procédés. Dès lors aussi la spéculation prit la place de l'observation simple, car le propre de la science est de pénétrer au delà des phénomènes visibles et tangibles pour chercher à en déterminer l'origine, le mécanisme, la nature, en un mot.

Tertullien a dit que la médecine est la sœur de la philosophie; il serait plus exact de dire qu'elle en est la fille; en effet, les premiers médecins dogmatiques furent des philosophes, et ils imposèrent les principes de la philosophie à la médecine, pour l'éclairer quelquefois et pour l'égarer peut-être plus souvent encore.

L'analyse est un procédé qui est dans l'essence de l'esprit humain, et c'est une grande erreur de croire qu'elle soit d'invention moderne. Les philosophes de la renaissance n'ont fait que reprendre en sous-œuvre les travaux analytiques de l'antiquité et du moyen âge pour les contrôler, les rectifier et les rendre plus sévères. Les anciens analysaient donc les œuvres de la nature, et la preuve, c'est que la doctrine des éléments a pris naissance avec la philosophie elle-même. Thalès, Anaxagore, Démockite, Leucippe, etc., discutaient sur le nombre des éléments qui entrent dans la composition de l'univers, et lorsqu'apparut Hippocrate, il ne vit rien de mieux à faire, ainsi qu'Aristote après lui, que de s'emparer, pour les appliquer à l'homme, des quatre éléments d'Empédocle: la terre et l'eau, l'air et le feu. Sur ces éléments il s'efforça d'asseoir la physiologie, la pathologie et la thérapeutique, lesquelles roulèrent sur le sang, la pituite, la bile et l'atrabile, ainsi que sur le chaud, le froid, le sec et l'humide en tant qu'analogues et attributs des quatre éléments universels.

On voit ainsi que l'observation d'abord et la science ensuite ont toutes deux inauguré, chacune à leur manière, la doctrine des éléments morbides; la première en créant les éléments symptomatiques ou patents, la seconde en instituant les éléments étiologiques ou occultes. Il faut que cette doctrine ait sa raison d'être dans l'essence même des choses pour s'être imposée ainsi dès l'origine à l'art et à la science.

GALIEN accepta et commenta les éléments d'HIPPOCRATE, et tout le moyen âge médical vécut sur HIPPOCRATE et GALIEN.

PARACELSE parut qui tenta de brûler ces idoles vermoulues, et s'il n'y réussit pas complétement, il ouvrit du moins la carrière au libre examen, et lui-même ne fit qu'argumenter sur le nombre et la nature des éléments qu'il faut reconnaître.

Bientôt, sous l'inspiration de l'illustre BACON, le père de la philosophie positive, et de DESCARTES, l'organisateur de la philosophie spéculative, le génie des sciences prit une nouvelle direction, et guidé par l'observation de la nature elle-même, substitua aux éléments imaginaires de l'antiquité l'appréciation des diverses qualités sensibles de l'esprit et de la matière. Puis la chimie prit naissance et les éléments matériels du monde réel prirent un développement tel qu'aujourd'hui même nous ne saurions prévoir le terme où s'arrêtera l'analyse.

Cependant la médecine, qui de tous temps avait aspiré à faire plus ou moins complétement divorce avec la science des corps inanimés, s'était isolée des autres branches de l'histoire naturelle, et le besoin des abstractions, autant que l'orgueilleuse prétention de soustraire l'homme à l'empire des lois de la matière brute, donna lieu à la création de systèmes variés, fondés sur la prééminence de tels ou tels des éléments de l'organisation, à l'exclusion de tous les autres. Vitalisme, solidisme, humorisme, chimisme et mécanisme tentèrent de s'introniser sous le patronage de quelques hommes de génie, mais excessifs dans leurs prétentions. Si bien que l'insuffisance bientôt reconnue de ces doctrines exclusives devait conduire à leur ruine successive et aboutir finalement à une espèce de compromis qui s'est formulé dans ces derniers temps sous le nom d'éclectisme, nom qui n'est en réalité que la traduction des mots doctrine des éléments.

Cependant nous devons dire à la gloire de l'école de Montpellier qu'elle a devancé l'ère de l'éclectisme en instituant, et dans les mêmes termes, cette doctrine des *éléments* organisée par BATTHEZ, continuée par DUMAS et savamment exposée par BÉRARD à qui nous en emprunterons les linéaments. (*Dict. des sc. médic. Art.* ÉLÉMENTS.)

Pour l'école de Montpellier le mot *élément* perd un peu de sa signification radicale : pour elle un élément est toute une maladie, simple quelquefois, mais souvent aussi constituée par un groupe de symptômes. Les éléments ou maladies simples de l'école de Montpellier sont la *douleur*, le *spasme*, la *pléthore*, la *fluxion*, la *phlogose*, l'*éréthisme* divisé en nerveux et sanguin, ce qui rappelle l'irritation de BROUSSAIS si dédaigneusement critiquée. A ces éléments nous n'avons rien de grave à objecter ; mais voici venir les états *bilieux* et *saburral*, enfants d'un humorisme suranné, n'ayant qu'une existence de convention ; puis la *cachexie*, élément très-variable de sa nature ; puis la *putridité* et la *malignité*, éléments métaphoriques dont l'existence est contestable et contestée ; l'*adynamie* vient ensuite, puis apparaissent les éléments mo-

raux : lésion de l'*entendement* et des *idées*, de la *volonté*
et des *affections*. Nous arrivons aux états *rhumatismal,
catarrhal, goutteux, herpétique, scrofuleux, rachitique,
cancéreux* qui sont bien des maladies, la plupart variables
et complexes, fort obscures et fort mal définies dans leur
essence. Puis nous rencontrons l'*habitude*, la *périodicité,*
l'*empoisonnement* et la *virulence;* puis les *corps étran-
gers,* les changements de composition des tissus ou les
dégénérescences ; le *resserrement,* le *relâchement,* les
adhérences vicieuses, les *solutions de continuité* et les
privations d'organes. Le tout constitue une trentaine
d'éléments assez bizarrement assortis, comme on vient de
le voir.

Ces éléments peuvent former des combinaisons binaires,
ternaires, etc., réclamant des traitements complexes. Ces éléments combinés peuvent être indépendants ou dépendants
les uns des autres ; quoiqu'indépendants, ils peuvent s'in-
fluencer réciproquement, etc.

Telle est la charpente d'un édifice dont toutes les parties
n'offrent pas la même solidité, mais encore imposant dans
ses imperfections, et dont l'idée première est féconde en
résultats pratiques. Pendant longtemps cette doctrine est
restée confinée dans son foyer d'origine, voilée par l'éclat
des dogmes émanés des écoles de PINEL et de BICHAT, de
LÆNNEC et de BROUSSAIS, et reléguée sur le second plan
par les luttes engagées entre l'organicisme de Paris et le
vitalisme de Montpellier ; mais depuis que l'éclectisme ou
plutôt l'anarchie a fait place à tous les systèmes, la doctrine des éléments, en tant que procédé conciliateur, a
trouvé le moment opportun pour se produire, et elle vient
d'inaugurer sa restauration dans deux œuvres récentes
émanées d'un médecin de la Trappe et d'un docteur de

Montpellier[1]. Autant que je puis en juger par les analyses
que j'en ai lues, ces deux livres sont calqués sur la doctrine de Montpellier, dont ils reflètent les avantages et
les défauts.

Serait-ce trop de prétention que de nous attribuer une
bonne part dans cette résurrection de la doctrine des éléments? Pour établir nos droits à cet égard, il suffira d'in-
voquer les dates; les ouvrages dont nous parlons ont vu le
jour en 1849 et 1850 Or, notre propre doctrine des éléments qui, du reste, diffère très-sensiblement de celle de
Montpellier, se trouve compendieusement formulée dans
notre *Programme du cours de philosophie médicale*,
publié en 1845. Nous y rappelons les phases d'évolution
de notre doctrine, en signalant les circonstances qui nous
l'ont inspirée et les publications où nous en avons jeté les
fondements. Il n'est pas impossible que ces publications
aient fait concevoir l'idée de réhabiliter la doctrine de
Montpellier. Toujours est il qu'en 1845 nous imprimions
ce qui suit : « L'utilité de la doctrine des *éléments*, telle
que nous la comprenons, nous est apparue pour la première fois pendant l'épidémie de méningite qui sévit à
Strasbourg en 1841... Nous traçâmes les premiers linéaments de cette doctrine dans notre *relation* de cette épidémie,
puis, en 1842, dans notre *lettre à M. le docteur* Cayol
sur la thérapeutique des inflammations; en 1843, nous
lui donnâmes plus de développements dans un article in-
titulé : *Comment une même maladie peut guérir par
des remèdes différents ;* enfin nous l'érigeâmes en système
raisonné dans nos dixième, onzième et douzième *lettres
sur la thérapeutique (Gazette des Hôpitaux, 1844).*

---

[1] MM. Debreyne et Quissac.

Depuis lors nous en avons fait l'application continuelle
dans notre pratique, notre enseignement et nos écrits...
Telle est la filiation de nos idées et de nos travaux sur cette
doctrine qui, sans annuler le rationalisme, accueille tous
les faits d'observation, se prête à toutes les exigences de
la thérapeutique et donne la clef de la plupart des dissen-
sions théoriques et pratiques » (*Programme*, p. 28).

A cela l'école de Montpellier pourra répondre que notre
doctrine n'est pas la sienne, ce qui est vrai; nous ne
craignons même pas d'ajouter que la doctrine de Montpellier nous a offert une base respectable, et que nous
sommes heureux de pouvoir placer nos idées sous une telle
égide.

Tout en prenant pour point d'appui la doctrine des éléments de l'école de Montpellier, la nôtre s'en distingue
dès l'abord par les rectifications et les nombreuses additions
qu'elle lui fait subir. Les rectifications consistent à élaguer
les éléments problématiques, hypothétiques, systématiques,
en un mot; les additions consistent à reconnaître comme
éléments morbides, non plus des maladies de toutes pièces,
mais bien des membres, des fractions, enfin de vrais éléments de maladies.

Avant d'exposer méthodiquement cette nouvelle doctrine,
qu'il nous soit permis de déduire les motifs de son insti-
tution. Et d'abord nous répétons que si la doctrine des éléments s'est maintenue à travers toutes les phases de notre
histoire, c'est qu'elle est inhérente à la nature même de l'art
et de la science. A l'origine de l'art, avons-nous dit, les éléments symptomatiques durent régner exclusivement jusqu'à
l'époque où l'instinct de causalité, creusant le problème de
la maladie, voulut en chercher la solution dans les actes in-
times de l'organisme. Alors naquit la science, alors surgirent

les systèmes, mais la doctrine des éléments ne fut que déplacée : de symptomàtique elle devint étiologique. Derrière la fièvre, l'inflammation, les désorganisations, etc., on crut voir comme éléments générateurs les altérations du principe vital, des humeurs, des solides, etc. De ce point de vue plus élevé, plus savant, plus philosophique, disaient-ils, les théoriciens jetèrent un regard dédaigneux sur cette *médecine des symptômes* si mesquine, si bornée, si vulgaire, et l'on se crut d'autant plus de profondeur qu'on s'enfonça plus avant dans le domaine des ténèbres. On oublia que ces prétendues causes premières, qu'on imaginait avoir découvertes, n'étaient en réalité que des causes secondes, de véritables symptômes de lésions encore plus éloignées. N'est-il pas évident, en effet, que les altérations du principe vital, des humeurs, des solides impliquent l'idée d'effets résultant de causes supérieures, de sorte qu'en croyant résoudre le problème de la nature des maladies, on ne fit que le reculer?

Mais ce n'est pas tout; du moment où l'on abandonna la voie de l'observation pure, on ouvrit carrière à tous les fantômes de l'imagination. Aussi vit-on s'élever école contre école, et cette lutte dans les ténèbres s'est perpétuée jusqu'à nous. Eh bien ! c'est l'impuissance bien reconnue d'arriver à une solution définitive, à un accord universel à l'égard de la nature des maladies, qui commande d'en revenir à la doctrine des éléments visibles et tangibles, telle qu'elle exista dès l'origine de l'art, mais enrichie des conquêtes sans nombre réalisées depuis par l'esprit d'observation et d'expérimentation. Bref, c'est l'abus des systèmes vaporeux, des théories imaginaires qui nous ramène forcément à la médecine positive, à ce qui *est*, ni plus ni moins.

On voit que nous ne répudions aucun des progrès mo-
dernes ; seulement nous ne reconnaissons que les progrès
réels, démontrés, acceptés par la généralité des bons esprits. Aussi notre doctrine est-elle moins révolutionnaire,
moins radicale qu'on ne pourrait le croire, puisqu'elle
n'est qu'une conséquence de l'évolution de l'art et de la
science de tous les temps, sauf les inductions fausses et té-
méraires dont nous voudrions purger le domaine médical.

Et d'abord, nous reconnaissons ce qui existe en fait et
en droit. Nous acceptons le cadre nosologique, la nomen-
clature médicale même, en faisant des vœux pour les voir
se perfectionner dans l'avenir. Nous tâchons de remon-
ter, nous aussi, à l'origine saisissable des phénomènes
morbides. Nous faisons tous nos efforts pour attaquer le
mal dans sa racine ; mais nous ne nous obstinons pas en
face des impossibilités et des déceptions de la pratique ; et
lorsqu'il ne nous est pas accordé d'arriver au but par la
voie directe, nous modifions la stratégie de manière à y
parvenir par des moyens indirects. Je m'explique : une
maladie n'est plus pour nous un fait de nature concrète,
univoque, invariable, attaquable par un modificateur ou
une classe de modificateurs toujours les mêmes. Nous avons
égard non-seulement à l'élément capital, mais encore aux
éléments accessoires, secondaires ou conjoints, en tant
qu'il nous est démontré, de par l'observation, que l'agres-
sion dirigée contre ces éléments conjoints peut avoir des
résultats salutaires.

Ceci posé, nous nous croyons en mesure d'aborder
l'exposition dogmatique de notre doctrine.

La maladie, en général, est un phénomène complexe,
un ensemble variable et mobile d'*éléments* ou d'états organiques et fonctionnels.

Au point de vue de la pathologie, nous donnons le nom d'*élément* à tout phénomène appréciable entrant dans la composition d'une maladie.

Il est des éléments *simples*, tels que la chaleur et le froid, la rougeur et la pâleur, l'excès ou le défaut du volume normal, la douleur ou la torpeur, le spasme ou la paralysie.

Il est des éléments *complexés*, tels que l'élément inflammation qui comprend les éléments simples rougeur, chaleur, tumeur et douleur; l'élément fièvre qui comprend les éléments simples chaleur, fréquence du pouls, continuité, périodicité, etc.

Il est des éléments réputés *primitifs*, c'est-à-dire desquels on en fait dériver d'autres, tel est encore l'élément inflammation, duquel dérivent les éléments fièvre, suppuration, ulcération, etc.

Il est des éléments *secondaires*, tels sont les éléments fièvre, douleur, spasme, faiblesse, paralysie, en tant que ces éléments sont liés à des lésions appréciables.

Il est des éléments *propres*, c'est-à-dire qui appartiennent à la maladie même, tels sont les éléments toux, crachats rouillés, râle crépitant qui caractérisent la pneumonie.

Il est des éléments *conjoints*, c'est-à-dire sans rapport essentiel avec la maladie principale, tel est l'élément pleurésie compliquant les tubercules pulmonaires, etc.

Il suffit de ces quelques définitions pour faire comprendre, dès le début, que notre doctrine n'est pas, comme on pourrait l'en soupçonner, la glorification de l'empirisme pur et de la vieille médecine des symptômes. Car nous reconnaissons la subordination des éléments dans certains cas. Seulement nous proclamons comme principe résultant forcément de l'observation, que les éléments d'une maladie donnée, quoique formant une phalange disciplinée, soumise aux lois de la hiérarchie, peuvent cependant manifester parfois une puissance individuelle, et réagir les uns sur les autres, en dehors des règles ordinaires de la subordination; c'est ce que n'ignore aucun praticien, et ce que nous démontrerons par des exemples.

Il est une pathologie générale des éléments comme il en est une des maladies; ainsi :

Il existe des éléments *étiologiques* ou empruntés aux causes des maladies.

. L'élément étiologique ou causal est *constitutionnel* ou *accidentel, général* ou *local, hygiénique, traumatique, morbide, spécifique*, etc., tout comme les causes qu'il représente.

Il existe des éléments *symptomatiques,* divisés en organiques et fonctionnels.

Les éléments *organiques,* matériels, statiques, etc., comprennent l'anatomie pathologique. Nous incorporons l'anatomie pathologique dans la symptomatologie, 1° parce que les lésions d'organes sont réputées symptômes lorsqu'elles sont apparentes; 2° parce que la lésion anatomique n'est souvent que le symptôme d'une lésion dont elle dérive; 5° parce que tous les éléments caractéristiques d'une maladie sont rationnellement des symptômes.

Les particularités de *siége*, d'*organe*, de *tissu* sont des éléments capitaux dont nous sommes dispensé de démontrer l'importance. Nous dirons seulement à l'égard de l'élément tissu, qu'en général on n'en tient pas suffisamment compte, et qu'en lui peut résider la spécialité de certaines maladies, quant à la marche, à la durée ou à l'influence des médicaments, etc., tels sont l'arthrite rhumatismale et l'entérite folliculeuse.

Quant aux *lésions anatomiques :* congestion , inflammation, suppuration, ulcération, gangrène, hypertrophie, atrophie, dégénérescences diverses , produits anormaux, tubercule, cancer, calculs, entozoaires, etc., ce sont des éléments d'une telle valeur qu'ils forment le corps d'une doctrine imposante, celle de l'organicisme, ou mieux, du solidisme pur.

Il en est de même des *altérations des liquides*, non plus de ces altérations imaginaires acceptées en partie par la doctrine de Montpellier, et sur lesquelles reposait l'humorisme ancien, mais bien de ces altérations démontrées par les réactifs et le microscope et qui préparent un immense avenir à l'humorisme moderne.

Nous admettons autant d'éléments symptomatiques organiques qu'il y a d'altérations possibles dans les *solides*, les *liquides* et même les *impondérables* de l'économie, moderne trilogie qui forme la base de l'organicisme régénéré, tel que nous l'avons formulé tant de fois.

Les éléments *fonctionnels*, vitaux, dynamiques, constituent la symptomatologie classique. Éléments infiniment variables selon les tissus, les organes, la nature, les degrés, les périodes des maladies, etc.

De même que nous avons admis autant d'éléments organiques qu'il y a d'altérations appréciables dans les molécules constituantes de l'économie, de même nous admettons autant d'éléments fonctionnels qu'il y a de variations possibles dans les expressions fonctionnelles de tous les organes dans l'état de maladie.

Les écoles solidiste et humoriste pures révoquent en doute l'importance des éléments fonctionnels, vitaux ; dynamiques, sous prétexte que les troubles fonctionnels sont le produit des altérations des solides ou des liquides, ce qui constitue ces écoles en opposition directe avec les écoles vitaliste et dynamique qui non-seulement comprennent les altérations de fonctions sans lésions d'organes, mais encore font souvent dériver les lésions d'organes des altérations de fonctions. Ce n'est ici le lieu d'agiter ces grandes questions; nous nous bornerons à faire observer, au point de vue purement expérimental ou pratique: 1° que certaines lésions fonctionnelles ne correspondent à aucune lésion matérielle *appréciable;* 2° qu'en s'adressant directement aux éléments fonctionnels, on parvient fréquemment à modifier les éléments organiques. Ce qui n'enlève rien à la portée philosophique de l'organicisme comparé au vitalisme pur.

D'où résulte que nos éléments symptomatiques, organiques et fonctionnels embrassent la nosographie tout entière, ce qui distingue essentiellement notre doctrine de celle de Montpellier qui répudie les symptômes pour n'accueillir que les maladies.

Mais nous trouvons des éléments ailleurs que dans les causes et les symptômes; ainsi nous en empruntons à la *marche* et à la *durée* des maladies. Personne n'ignore en effet de quelle importance pratique peut être la considération des éléments continuité, intermittence, périodicité, acuité, chronicité, etc.

Il est des éléments empruntés à la *terminaison* des maladies, car il est clair que la tendance à telle ou telle solution peut et doit modifier les procédés du praticien. Ainsi, une maladie mortelle par elle-même sera combattue par des moyens plus énergiques qu'une autre qui ne menace pas prochainement la vie; c'est en cela que le traitement de la pneumonie diffère de celui de la pleurésie ou de la bronchite. Une affection qui a de la tendance à la chronicité réclame plus d'activité que lorsque la solution doit être franche. Ainsi l'endocardite sera plus vivement combattue que l'érysipèle, par exemple.

On comprend que les *complications* des maladies constituent des éléments d'une importance relative à la gravité même de ces complications.

Le *pronostic* est un élément des maladies auquel les anciens apportaient beaucoup d'attention, pour la dignité de la médecine autant que dans l'intérêt des malades. Le pronostic n'étant autre chose que la prévision de la marche et des terminaisons des maladies, nous ne saurions que répéter ici ce que nous venons de dire à ce sujet.

Enfin le *traitement* comporte quantité d'éléments dont l'importance est sentie de tous les praticiens. Personne n'ignore l'influence que le choix et le mode d'application d'une méthode ou d'un agent thérapeutique peuvent exercer sur les symptômes, la marche, la durée, les terminaisons et le pronostic des maladies. La thérapeutique comprend, comme éléments, la médication, le remède, la préparation, l'administration, les doses, les combinaisons, etc.

Après cette indication rapide et succincte des sources nombreuses et de l'infinie variété des éléments morbides, une réflexion surgit dans vos esprits: c'est que notre doctrine n'est autre chose que la science médicale tout entière et que nos éléments embrassent toutes les notions générales et spéciales, l'ensemble et les détails de l'art de guérir. Eh bien ! oui, c'est aussi là ce que nous voulions démontrer, à savoir que rien n'est indifférent dans une science où le moindre précepte peut avoir, dans un cas donné, une influence réelle sur le résultat, c'est-à-dire sur la santé et la vie d'un membre de l'humanité.

En effet, c'est en vue de la guérison que la doctrine des éléments a été instituée dès l'origine de l'art et modifiée dans la série des temps. La nôtre serait stérile si elle n'aboutissait au perfectionnement de la thérapeutique. Or, ce sont précisément les enseignements de la thérapeutique qui nous l'ont inspirée et nous l'ont fait concevoir sous la forme où je vous la présente aujourd'hui. La pathologie tournerait éternellement dans le cercle des mêmes idées, sans éprouver le besoin d'en sortir, si l'expérimentation ne venait lui montrer son insuffisance et ses erreurs, de manière à l'obliger d'entrer dans une voie différente, sinon meilleure que les autres. Ce qui a fait la ruine successive des systèmes exclusifs, c'est précisément leur stérilité dans l'application.

C'est que la théorie la mieux raisonnée n'est pas une garantie suffisante du succès des méthodes qui en découlent; toujours certains mécomptes viennent accuser ses imperfections, et nous convaincre de la réalité de ce *quid ignotum* qui gît au fond des systèmes les mieux conçus. Quoi de mieux démontré, par exemple, que la nature inflammatoire de la pneumonie, de l'erysipèle, de l'ophthalmie, de l'urétrite, etc.? Eh bien! l'expérience a démontré que dans beaucoup de cas les antiphlogistiques directs, la saignée en particulier, ne sont pas les meilleurs moyens de les combattre, et qu'elles cèdent mieux, au contraire, à l'emploi de certains agents réputés irritants: tartre stibié, nitrate d'argent, vésicatoires, résineux, etc. Bien que la chimie moderne ait la prétention d'avoir matériellement démontré la diminution de la fibrine du sang dans les fièvres dites essentielles, l'expérience a prouvé que les agents réparateurs de la fibrine, le régime animal en particulier, sont formellement contre-indiqués, en dépit de la théorie.

De tels exemples, si l'on voulait y réfléchir, seraient bien propres à diminuer notre confiance dans certaines découvertes et à nous désenchanter à l'endroit des progrès prétendus de la pathogénie. Ce sont les contradictions flagrantes entre la théorie et l'observation qui, depuis longtemps, m'ont fait comprendre la nécessité de s'en tenir à l'appréciation des faits patents; ce sont elles qui m'ont conduit à la conception de cette doctrine des éléments positifs comme seul moyen d'interpréter les cas où nous voyons échouer les agents dirigés contre ce que nous appelons orgueilleusement les causes premières, les éléments primitifs des maladies, et où réussissent les agents, parfois tout contraires, adressés à un symptôme, à un élément subordonné. C'est ce que nous vîmes, par exemple, lorsque l'idée nous vint d'opposer l'opium à un des symptômes accessoires de la méningite épidémique, la douleur, dont la cessation fut quelquefois suivie de la guérison, bien que l'opium soit réputé favoriser les congestions encéphaliques. Ce fut là un trait de lumière qui marqua le point de départ de notre doctrine qui depuis s'est développée sous l'influence de l'observation et de la réflexion.

Certes! l'opportunité, la nécessité persistera toujours d'attaquer les maladies dans leurs principes apparents et, selon le précepte de GAUBIUS, de s'adresser aux symptômes dont la suppression devra faire cesser les autres; ainsi l'ordonne la raison, ainsi le veut l'expérience elle-même dans la plupart des cas. Mais en dehors des indications rationnelles *à priori*, il en est une foule d'autres que la pratique a révélées et qui deviennent rationnelles aussi, du moment où l'expérimentation les a sanctionnées, alors surtout que nous pouvons les justifier à la faveur de la doctrine que nous professons.

D'où vient qu'en attaquant la chaîne des éléments par l'anneau principal et générateur des autres, nous ne réussissons pas toujours à conjurer le mal? A cela nous voyons deux raisons principales; la première, c'est que nous prenons quelquefois pour élément générateur une lésion dont la primitivité n'est pas avérée. C'est ainsi que la plupart des médecins paraissent convaincus que l'altération du sang est la cause première des affections typhoïdes. Eh bien! cela n'est pas irrévocablement démontré, cela même nous paraît être une erreur; toujours est-il que les moyens dirigés contre l'altération du sang n'aboutissent à rien de satisfaisant.

La seconde raison, c'est que, lors même que l'élément principal en apparence est bien le promoteur des autres, comme il existe toujours des inconnues au delà de cet élément, en nous adressant à lui nous n'attaquons qu'un effet et nous laissons substituer la cause première. Ainsi l'afflux du sang est bien l'élément principal de l'inflammation, et pourtant les évacuations sanguines ne réussissent pas toujours: c'est que l'afflux du sang lui-même n'est que l'effet d'une cause plus éloignée qui échappe à notre appréciation.

Quoi qu'il en soit, nous en tenant à l'observation pure, il est bien démontré qu'il n'est pas toujours nécessaire et qu'il est souvent désavantageux de s'attaquer à ce que nous appelons le principe du mal, et qu'en s'adressant à des éléments réputés secondaires ou accessoires, on réussit assez souvent. Les preuves de cette vérité surgissent de la thérapeutique de toutes les maladies et de la pratique de tous les jours. Or, la doctrine des éléments donne la clef des succès obtenus par des traitements très-variés dans des maladies dont nous nous obstinons à chercher le re-

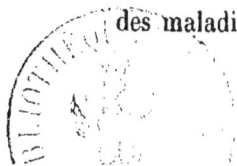

mède univoque, telle que la fièvre typhoïde, le rhuma-
tisme articulaire, la phthisie pulmonaire, etc.

A la question précédente s'en rattache une autre que
voici. D'où vient qu'étant données deux maladies semblables en apparence, l'une guérit par tel remède et l'autre
par un remède tout différent? C'est qu'infailliblement il y a
dans ces deux affections des éléments qui nous échappent
et qui les font différer l'une de l'autre. Cela s'entend
des cas où l'une s'est montrée rebelle au remède qui a
guéri l'autre, car il doit arriver souvent que nous guérissons par tel moyen une maladie qui aurait tout aussi
bien guéri par des moyens différents, et c'est précisément
ce qui prouve la multiplicité des éléments par lesquels
une même maladie peut être attaquée.

De tout ce qui précède il résulte qu'au point de vue
de la thérapeutique, on doit entendre par *élément* tout phénomène morbide pouvant impliquer une indication ou une
modification quelconque dans le traitement d'une maladie.

Or, comme il est peu d'éléments morbides qui ne puissent
exercer quelque influence sur les procédés curatifs, il en
résulte que les éléments thérapeutiques sont à peu près
aussi nombreux que les éléments pathologiques.

De même que nous avons distingué des éléments pathologiques simples, complexes, primitifs, secondaires, etc.,
nous admettons des éléments thérapeutiques, ou plus clai-
rement des indications simples, complexes, primitives, secondaires, etc.

Ainsi se trouvent nettement établis, nous l'espérons,
les caractères propres de ce que nous appelons la doctrine
des éléments positifs. On voit qu'elle diffère de celle de
Montpellier 1° en ce que celle-ci n'admet qu'une trentaine
d'éléments, tandis que nous en reconnaissons autant que

de phénomènes morbides distincts et réels; 2° en ce que nous n'admettons comme éléments que des phénomènes morbides, sensibles, positifs, incontestables.

Notre doctrine des éléments diffère aussi de celle des *états organiques* de l'école de Paris, en ce que celle-ci ne paraît tenir compte que des lésions matérielles, tandis que nous prenons en considération les lésions fonctionnelles elles-mêmes, non pas que, dans notre pensée, les lésions fonctionnelles existent indépendamment des lésions d'organes, mais parce que, dans la pratique, il est obligatoire de s'adresser directement aux lésions fonctionnelles lorsque leur cause matérielle est ignorée et lorsque, cette cause étant connue, nous nous trouvons impuissants à la combattre.

On voit donc, encore une fois, que notre doctrine est directement déduite de l'état réel de la science et des nécessités de l'art.

Mais, dira-t-on, ces tristes imperfections de la science et ces fatales nécessités de l'art ne sont ignorées de personne, et il n'est pas un praticien sage qui, le rationalisme lui faisant défaut, ne se résigne à combattre les maladies par les moyens indirects ou empiriques. Oui, sans doute, le praticien doit se résigner, mais il le fait à contre-cœur, en déplorant le sacrifice de ses convictions scientifiques. Il ne voit, il n'apprécie que l'élément primitif, et qu'il appelle la nature du mal; tandis que dans nos idées l'empirisme lui-même devient rationnel, car il s'illumine de la diversité des éléments constitutifs des maladies. C'est en toute conscience que nous attaquons celles-ci par un autre point que leur élément réputé primitif, car notre science, d'accord avec la pratique, nous enseigne que la soustraction d'un élément secondaire peut résoudre l'ensemble du mal, à peu près comme la soustraction du moindre élément d'un corps composé peut changer chimiquement son essence.

Que cette doctrine soit simplement provisoire, que le beau idéal de l'art consiste à s'adresser au principe du mal et que nous devions aspirer à ce degré de perfection, je le reconnais et le proclame hautement avec tout le monde; mais il est bien à craindre que le provisoire ne se prolonge indéfiniment et que la conquête du beau idéal ne reste bien longtemps à l'état d'utopie.

Au demeurant je ne m'abuse pas sur la valeur et sur la destinée de cette doctrine. Je n'ai pas la prétention d'avoir découvert la pierre philosophale et résolu le problème de l'harmonie universelle. Je sais trop que l'erreur est le cachet des conceptions humaines et que la Providence a condamné les fils des hommes à des combats perpétuels: *Deus mumdum tradidit disputationi eorum.*

Et d'ailleurs, avoir prouvé que telle doctrine est nécessaire, ce n'est pas en avoir éloigné les difficultés et corrigé les défauts. La doctrine des éléments n'avance pas et ne facilite pas le diagnostic; elle en fait sentir toute l'importance et en révèle toute la valeur comme source d'indications.

Elle n'indique pas d'avance que telle maladie doit céder à tel remède plutôt qu'à tel autre; elle constate la possibilité du fait et en donne l'interprétation.

Elle ne peut pas faire que tous les praticiens s'accordent sur le nombre et la signification des éléments en général ou dans un cas donné; mais elle fait appel au sens commun, à la raison universelle, aux hommes éclairés, consciencieux, dégagés des systèmes préconçus, animés du pur amour de la vérité et de l'humanité.

Quant à ceux qui out des yeux pour ne point voir, et il y en aura toujours, le génie même doit renoncer à les convertir.

Que si cette nouvelle perspective des faits médicaux était acceptée par le plus grand nombre, ce serait, je crois, un moyen d'arriver à s'entendre sur beaucoup de questions obscures, mal définies, et de résoudre bon nombre de problèmes insolubles jusqu'à ce jour.

Ce serait amollir l'obstination des savants à répudier tous les procédés qui ne sont pas les leurs, qui ne concordent pas avec leurs doctrines, en leur démontrant la fausseté du malencontreux aphorisme : *naturam morba-rum ostendunt curationes*, axiome imposteur, source de tant de malentendus et de vaines disputes.

Ce serait légitimer tous les faits bien observés en facilitant leur intelligence, en faisant concevoir leur possibilité;

Ce serait ouvrir le sanctuaire à tous les systèmes, à toutes les doctrines qui ont exercé plus ou moins d'empire, en faisant comprendre que toutes peuvent contenir et contiennent en effet leur part de vérités.

Ce serait offrir une vaste carrière à l'expérimentation en lui dévoilant un horizon beaucoup plus large que celui dans les limites duquel la médecine s'est agitée jusqu'ici.

Car tout en maintenant le rationalisme comme la loi première d'une pratique sage et heureuse, la doctrine des éléments révèle quantité de voies détournées propres à soulager l'esprit du sentiment d'impuissance résultant des échecs éprouvés en suivant la voie directe.

Un des produits les plus heureux du *reflux* de la doctrine des éléments sur la thérapeutique, pour parler le langage de BICHAT, c'est de nous avoir inspiré l'idée de diviser les médications en *directes* et en *indirectes*, division lumineuse, j'ose le dire, sans laquelle il est impossible de s'entendre sur la valeur et le mode d'action des médicaments; sans laquelle il est impossible d'édifier une classification thérapeutique, tant soit peu claire et rationnelle.

Nous entendons par médication *directe* celle qui s'adresse à l'élément réputé primitif, celle qui est en rapport avec la nature supposée de la maladie. La médication *indirecte* est celle qui s'adresse aux éléments accessoires, qui n'est pas en rapport ostensible avec la nature du mal. Exemples: la saignée est un antiphlogistique direct; elle s'adresse à l'afflux du sang comme élément principal, comme cause première de l'inflammation. Mais l'inflammation ne guérit pas seulement par la saignée; les sédatifs, les irritants même, l'opium, le tartre stibié, les mercuriaux, les vésicatoires sont aussi des antiphlogistiques, en tant qu'ils peuvent guérir l'inflammation, ce qui renverse toutes nos idées sur la nature des antiphlogistiques. Eh bien! l'obscurité se dissipe, la difficulté disparaît du moment où vous admettez que ces agents anormaux sont des antiphlogistiques *indirects*, s'adressant à d'autres éléments que l'afflux du sang, ce qui, de prime abord, les fait paraître en désharmonie avec la nature de l'inflammation. L'opium est un sédatif *direct*; les débilitants, les excitants sont des sédatifs *indirects*, etc.

Nous pouvons donc actuellement établir une classification des médicaments, à condition d'ajouter à chaque médication le mot *directe*; et lorsqu'on nous objectera que certains remèdes empruntés à d'autres médications peuvent aboutir aux mêmes résultats thérapeutiques, nous répondrons que ces résultats sont dus à des agents *indirects*.

Ce nouveau point de vue est tellement fécond qu'il nous donne le secret des oppositions entre les doctrines; qu'il concilie l'aphorisme *contraria contrariis* avec l'aphorisme *similia similibus curantur*, la doctrine française des irritants avec la doctrine italienne des hyposthénisants, etc. En effet, quand nous guérissons par les contraires, c'est que nous employons des médicaments directs: soit le traitement de la pneumonie par la saignée; lorsque nous guérissons par les semblables, c'est que nous employons des médications indirectes: soit encore le traitement de la pneumonie, mais par le tartre stibié qui est un irritant opposé à une irritation qu'il a la propriété de guérir en la dénaturant, en agissant, dit-on, comme substitutif sur l'élément phlogose.

Les mercuriaux, les arsénicaux sont des stimulants, dit l'école française. Non pas! ce sont des hyposthénisants, dit l'école italienne. Toutes deux ont raison, car le mercure et l'arsenic sont des stimulants directs, primitifs, témoin la rubéfaction que leur contact détermine; mais ce sont des hyposthénisants ou débilitants indirects, secondaires, témoin la sédation et la résolution qu'ils produisent dans certains cas.

De là il résulte que, dans l'esprit de notre doctrine, le problème thérapeutique peut être formulé dans cet axiome: « Attaquer la maladie par celui ou ceux de ses éléments « qui présentent le plus de chances de succès, de manière à « ne pas aggraver les éléments conjoints. »

En somme, indépendamment de l'impossibilité où se trouvent et se sont toujours trouvés les praticiens de se soustraire complétement à son empire, la doctrine des éléments, telle que nous venons de la produire, comporte des avantages scientifiques et moraux que n'offrent pas les autres; avantages que nous ferons ressortir dans le cours des études où nous allons nous engager et qui nous offriront le complément d'arguments et de preuves que nous ne pouvions introduire dans cette simple exposition.

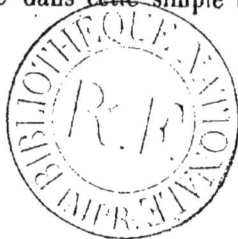

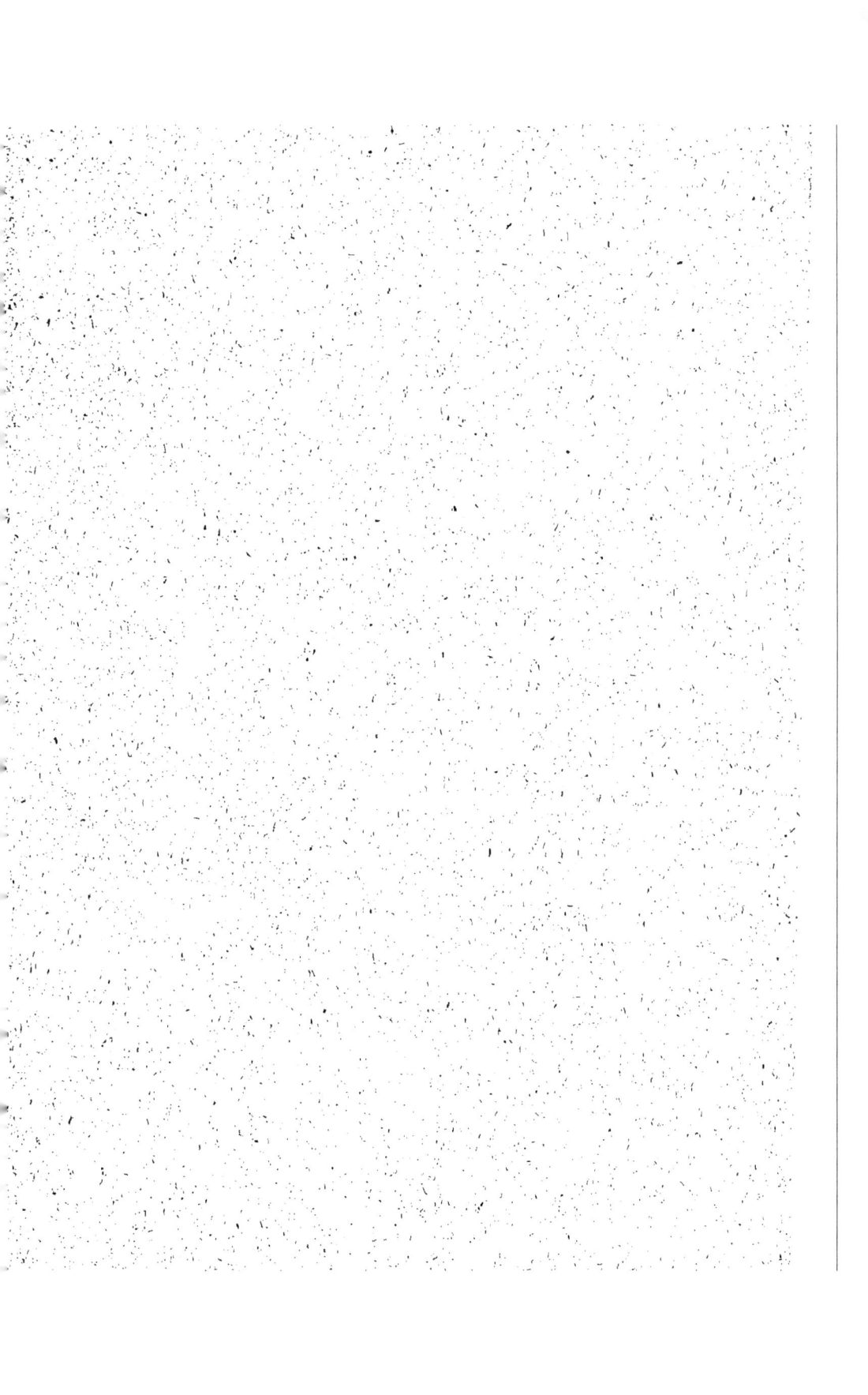

BIBLIOTHEQUE NATIONALE DE FRANCE

3 7531 04113849 7

www.ingramcontent.com/pod-product-compliance
Lightning Source LLC
Chambersburg PA
CBHW070754210326
41520CB00016B/4696